DES

PARALYSIES MUSCULAIRES

A FRIGORE

PAR

Le Dr Félix WAGNER (de Varsovie)

Médecin à Chennebrun (Eure),
Ex-chirurgien au 24e régiment de l'armée de Paris,
Ancien élève de l'École pratique d'anatomie et de chimie (concours 1868).

<hr>

PARIS

ADRIEN DELAHAYE, LIBRAIRE-ÉDITEUR

PLACE DE L'ÉCOLE-DE-MÉDECINE

1873

DES

PARALYSIES MUSCULAIRES

A FRIGORE

DES

PARALYSIES MUSCULAIRES

A FRIGORE

PAR

Le Dr Félix WAGNER (de Varsovie)

Médecin à Chennebrun (Eure),
Ex-chirurgien au 24e régiment de l'armée de Paris,
Ancien élève de l'École pratique d'anatomie et de chimie (concours 1868).

PARIS

ADRIEN DELAHAYE, LIBRAIRE-ÉDITEUR

PLACE DE L'ÉCOLE-DE-MÉDECINE

1873

DES

PARALYSIES MUSCULAIRES

A FRIGORE

INTRODUCTION.

C'est à mon savant maître, M. le professeur Gubler, que je dois d'avoir choisi ce sujet. C'est dans ses conversations aussi attrayantes qu'instructives au lit du malade que j'ai puisé les notions que je chercherai à développer dans ce travail. Mais, avant d'aborder mon sujet, qu'il me soit permis de témoigner à mon savant maître ma reconnaissance et mon regret; ma reconnaissance pour ce qu'il m'a appris et pour la bienveillance qu'il n'a cessé de me témoigner, mon regret de n'avoir pas pu suivre plus longtemps son enseignement et surtout de ne l'avoir pas pu consulter sur bien des points où mon inexpérience aurait eu grand besoin de ses conseils. Les circonstances l'ont ainsi voulu; isolé et abandonné à mes propres forces, j'ai dû me contenter de faire tous mes efforts pour ne pas paraître trop indigne du maître. J'espère que là où mes connaissances seront en défaut la bienveillance de mes juges me tiendra compte de ma bonne volonté.

Les paralysies musculaires *a frigore* se trouven
déjà signalées d'une manière très-nette dans Galien.
« Ani et vesicæ sphinctores resolutos vidi, sine sederit
« quis super lapidem frigidum, sine in aqua frigida
« supra modum fuerit versutus » (1). Elles étaient également connues de Zacutus Lusitanus, et de Sanctorius qui le premier, a cherché à en donner une expli-
cation qui n'a d'autre mérite que d'être conforme aux
idées humorales du temps. « A frigore cum humidate
« sensibilem perspirationem in ichorem converti qui,
« retentus et deinde non resolutus magna ex parte
« in cachexiam facessere solet » (2). A partir de cette
époque, on les trouve signalées par un grand nombre
d'auteurs avec ou sans explications, et l'on en peut
recueillir çà et là d'assez nombreuses observations,
entre autres celle de Bowman qui raconte qu'une jeune
femme s'étant assise près d'une fenêtre par un temps
froid, fut immédiatement après s'en être relevée frap-
pée de chute de la paupière supérieure, l'œil ne pouvait se diriger ni en dedans, ni en haut, ni en bas, la
pupille était très-dilatée; la guérison fut obtenue en
quelques jours. En un mot il s'agissait d'une paralysie complète de la troisième paire.

Mais si tout le monde faisait mention de ces paralysies, bien peu, il faut en convenir, s'avisaient de leur
accorder dans le cadre nosologique une place à part.
Qu'on parcoure en effet les divers traités dogmatiques
de pathologie interne qui ont été publiés, même les
plus récents; qu'on lise dans les divers dictionnaires,
l'article *Paralysie*, les paralysies *a frigore* sont à peine

(1) Galien. De loc. allect., t. VI, cap 6.
(2) Sanctorius, De statei med., oect. i, n₀ 67.

mentionnées et confondues pour la description avec d'autres paralysies nerveuses, toxiques ou autres, sous le nom de paralysies *idiopathiques, essentielles* ou *sine materia*.

Hâtons-nous d'ajouter que ce groupe trop compréhensif des paralysies *sine materia* a été étrangement réduit dans son étendue par les différents travaux qui ont paru, surtout depuis le commencement de ce siècle. Grisolle, Tanquerel des Planches, en ont séparé et avec raison les paralysies consécutives à l'intoxication saturnine. Les paralysies hystériques ont trouvé dans Briquet un historien tellement exact qu'elles forment désormais une classe à part. De tout ce groupe autrefois si considérable il ne restait donc guère que les paralysies dites *rhumatismales*, lorsque est apparu le mémoire de M. Panas qui est venu récemment en séparer les paralysies par compression du nerf radial; ces paralysies par compression, jusqu'alors méconnues en partie, étaient généralement attribuées à l'action du froid et englobées sous le nom générique de paralysies rhumatismales.

C'est dans cette classe des paralysies dites *rhumatismales* que nous chercherons à notre tour à établir une nouvelle division. Nous chercherons à établir en effet, que bon nombre de paralysies ainsi appelées sont complètement indépendantes de cet état général, de cette manière d'être de l'organisme qu'on est convenu de désigner sous le nom de diathèse rhumatismale. Sans doute ces paralysies, dont nous entreprenons de faire l'histoire, reconnaissent la même cause que les affections rhumatismales vraies : c'est-à-dire l'influence du froid? Mais est-ce une raison pour les englober sous le même nom générique et pour en faire des affections de même nature? Nous sommes loin de nier tout ce qu'il y a de grand et d'élevé dans cette idée de classer les maladies d'après leurs causes. Il y aurait très-certainement un grand progrès à établir une pareille classification, si tant est qu'elle est possible dans l'état actuel de nos connaissances; nous croyons même qu'une étude méthodique et approfondie de l'influence du froid, tant à l'état aigu, qu'à l'état chronique sur l'organisme en général et sur celui de l'homme en particulier, pourrait donner de grands résultats, mais encore faudrait-il ne se pas illusionner. L action du froid, en pareil cas, nous paraît parfaitement comparable à celle d'un réactif en chimie. L'action du réactif varie non-seulement selon la nature de la substance avec laquelle il se trouve en présence, mais encore selon son degré plus ou moins grand de pureté. Il en est de même pour le froid; ici la substance ne change pas dans sa constitution essentielle- l'organisme humain est en effet essentiellement le même, mais il présente de telle à telle race, de telle à telle famille, de tel à tel individu, des différences telles que le médecin qui s'obstinerait à n'en pas tenir compte ne serait vraiment pas digne de ce nom. C'est ainsi que pour nous en tenir à la seule question du froid, l'influence de cet agent varie selon qu'elle s'exerce sur tel ou tel individu, produisant chez celui-ci une pneumonie, chez celui-là une pleurésie, chez tel autre une angine, une entérite, une paralysie sensitive ou musculaire, ou enfin des engelures, des arthrites rhumatismales chez les sujets scrofuleux ou rhumatisants. On ne saurait donc conclure de l'identité de la cause à l'identité de la nature dans les maladies produites par le froid; pour résoudre le problème il faut tenir compte d'un autre terme qui est loin d'être à négliger : nous voulons parler de la nature de l'organisme sur laquelle cette cause exerce ou tend à exercer son action.

On ne saurait donc, en saine logique, appliquer la qualification de rhumatismal à tout phénomène morbide déterminé par l'influence du froid. Pour être autorisé à désigner sous le nom de rhumatismale une paralysie musculaire consécutive à l'action du froid, il faut avoir constaté des manifestations rhumatismales soit avant, soit après la paralysie, ou bien encore que l'individu atteint soit prédisposé au rhumatisme par l'hérédité. Or, ce n'est pas ainsi que les choses se passent dans bon nombre de cas; des individus qui ne sont pas rhumatisants, qui ne présentent aucun des caractères de la diathèse rhumatismale se trouvent tout à coup, après s'être exposés à un courant d'air, atteints de paralysie faciale ou autre; cette paralysie à début brusque, guérit ordinairement sous l'influence de la stimulation locale, sans que l'on voie apparaître ni arthrite ni douleur musculaire. En pareil cas l'influence du froid est évidente, rien ne révèle l'existence du rhumatisme. C'est donc bien à une paralysie *a frigore* et non à une paralysie rhumatismale que l'on a affaire.

Pour la commodité de la description nous diviserons notre sujet comme il suit : dans un premier paragraphe, nous étudierons les paralysies *a frigore* les plus fréquentes dans ce qu'elles présentent de particulier surtout au point de vue du diagnostic différentiel, dans un deuxième paragraphe, les symptômes, la marche et le diagnostic des paralysies *a frigore* en général; dans un troisième la pathogénie; dans un quatrième et dernier enfin le pronostic et le traitement.

§ 1. — DES PARALYSIES MUSCULAIRES A FRIGORE LES PLUS FRÉQUENTES.

Tous les muscles superficiels situés dans des régions que l'usage ou des nécessités professionnelles ou autres laissent à découvert, peuvent, sous l'influence du froid être atteints de paralysie. Tels sont les muscles de la face, de l'épaule, des membres, les sphincters de l'anus et de la vessie. D'après les auteurs, ces paralysies se feraient, pour ainsi dire, au hasard ; elles peuvent frapper, disent-ils, soit un groupe des muscles, soit un muscle isolé, soit même un certain nombre de faisceaux musculaires. Il y a du vrai dans cette assertion, mais elle n'en est pas moins fort inexacte. D'abord, c'est en vain que nous avons cherché dans la littérature médicale des observations qui démontrent l'existence de ces paralysies *a frigore*, limitées à des faisceaux musculaires, aussi nous permettrons-nous de douter que d'autres avaient été plus heureux; nous croyons donc, jusqu'à preuve du contraire, que cette description est faite plutôt d'après ce qui pourrait être que d'après ce qui est réellement. Est-il plus exact de dire, que la paralysie peut être limitée à un seul muscle? Oui, lorsqu'il s'agit d'un muscle animé par un nerf spécial, tel que le deltoïde ou le sphincter de l'anus. Dans le cas contraire, tous les muscles animés par le même nerf, ou par la même branche nerveuse, sont également atteints; c'est ce qu'on observe dans la paralysie faciale, dans la paralysie des extenseurs de l'avant-bras, et de la jambe ; c'est en vain que, sur ce point encore, nous avons cherché des exemples du contraire; chaque fois que les observations sont bien explicites, on trouve que la paralysie atteint tous les muscles animés par un tronc ou par une branche nerveuse. C'est ce qui ressortira de la lecture des observations suivantes.

1° *Paralysies de la tête, de la face et du cou.*

Les paralysies des muscles occipito-frontaux n'ont jamais été signalées d'une manière spéciale. L'action du muscle occipital et des muscles auriculaires est si peu importante, lorsqu'elle n'est pas nulle, qu'on comprend facilement que leur paralysie, si tant est qu'elle existe, ait dû passer inaperçue. D'un autre côté, la paralysie du frontal fait partie de la la paralysie faciale, avec laquelle elle a toujours été décrite. — La paralysie faciale est, sans contredit, de toutes les paralysies *a frigore*, la plus fréquente et la mieux connue. Pendant longtemps même, elle a confisqué à son profit l'histoire de paralysies rhumatismales, en général ; ce qui a pu faire croire à certains auteurs que, dans toute paralysie *a frigore*, les muscles paralysés ne se contractent plus sous l'influence de l'électricité. Nous verrons, dans le paragraphe suivant, que c'est là une erreur complète.

La paralysie faciale *a frigore*, a un début brusque ; elle se produit sous l'influence de l'exposition au froid, ou à un courant d'air ; elle survient, soit immédiatement, soit peu de temps après que le visage a été soustrait à l'influence de la cause paralysante ; elle est ordinairement complète ou à peu près complète, en ce sens que les muscles paralysés ont perdu toute contractilité volontaire et même la tonicité, et jusqu'aux mouvements réflexes. La contractilité électrique est elle-même abolie, au moins sous l'influence des courants interrompus. Ajoutons toutefois que, d'après M. Vulpian, la perte de la contractilité électrique n'est qu'apparente et que la fibre musculaire directement électrisée au moyen d'aiguilles enfoncées à travers la peau se contracte énergiquement. Enfin, la paralysie frappe d'une manière spéciale tous les muscles innervés par les deux branches terminales du facial, y compris l'orbiculaire des paupières, le sourcilier et le frontal. Tels sont, en peu de mots, les caractères principaux qui font de la paralysie faciale *a frigore*, une paralysie à part, dont le diagnostic est généralement facile.

Par son début brusque, elle pourrait être confondue avec les paralysies de cause centrale ; mais dans celle-ci, ou l'hémiplégie faciale est fort incomplète, ou, si elle est complète, au point que le malade fume la pipe, il y a en même temps, soit résolution générale des membres, soit hémiplégie plus ou moins complète ; en outre, les mouvements réflexes sont non-seulement conservés, mais exagérés. Les muscles paralysés se contractent énergiquement sous l'influence de l'électricité, même à travers de la peau. Enfin, les muscles orbiculaire, sourcilier et frontal, sont, sinon complètement, au moins relativement respectés. Enfin, la paralysie s'étend aux muscles du voile du palais, et il y a en même temps déviation de la luette du côté opposé à la paralysie.

En dehors des paralysies apoplectiques, les paralysies faciales à début brusque, et partant susceptibles d'être confondues avec les paralysies *a frigore*, sont rares. Les paralysies traumatiques, par compression, par contusion ou par rupture du nerf, méritent peine d'être mentionnées ; les données fournies par les commémoratifs mettent immédiatement à l'abri de toute erreur ; les seules paralysies subites qui puissent jusqu'à un certain point donner le change sont celles que l'on observe dans certains cas de tumeurs situées sur le trajet du nerf, et des névrites par propagation. Les premières s'expliquent par des congestions brusques que les tumeurs ont pour habitude de déterminer dans leur voisinage ; mais il est rare qu'une tumeur, située sur le trajet du nerf facial ne se révèle pas par d'autres symptômes, dont l'agencement permettra d'arriver à un diagnostic certain ou probable ; dans tous les cas, l'absence du froid devrait au moins imposer au médecin la plus grande réserve. Les paralysies inflammatoires par propagation sont surtout observées dans les inflammations traumatiques du rocher ou dans les otéites par propagation, à la suite des otites catarrhales ou ulcéreuses à répétition. Les premières s'observent assez souvent dans la fracture du rocher ; chacun sait qu'il n'est pas rare, en pareil cas, de voir le nerf facial, qui d'abord était resté indemne, être brusquement atteint de paralysie, après trois, quatre, cinq jours ou davantage. Il en est de même à la suite d'otites répétées, et surtout à la suite de l'otite scrofuleuse, vulgairement désignée sous le nom de carie du rocher. Dans un cas comme dans l'autre, on ne conçoit guère qu'une erreur de diagnostic puisse être commise.

Dans ces quelques lignes sur le diagnostic de la paralysie faciale *a frigore*, nous avons supposé, bien entendu, que le diagnostic paralysie était déjà bien établi, et qu'il ne s'agissait plus que d'en déterminer la nature. Il n'entre pas dans notre plan de passer en revue les symptômes et le diagnostic généraux, tout ce que nous nous proposons, c'est d'esquisser à grands traits les caractères principaux qui distinguent ces paralysies des paralysies en général.

OBSERVATION I.

Hémiplégie faciale *a frigore*. — Contractilité faciale électrique nulle. — Liniment ammoniacal camphré. — Guérison en vingt jours.

B...(Marie), âgée de 43 ans, n'a jamais eu de rhumatisme articulaire, jamais de douleurs dans les muscles, jamais, enfin, aucune des manifestations habituelles du rhumatisme ; entrée, le 7 septembre 1871, dans le service de M. Moutard-Martin, à l'hôpital Beaujon, salle Sainte-Claire, n° 17.

Elle raconte ce qui suit :

La veille au soir, elle est restée longtemps devant la porte de la maison où elle est concierge, à prendre le frais. Elle s'est couchée bien portante et réveillée de même. Seulement, après s'être levée, elle a remarqué qu'il y avait dans la moitié latérale droite de sa figure, quelque chose de tendu, de gênant ; du reste, pas de douleur. En se regardant à son miroir, elle a remarqué qu'elle avait la bouche de travers, et elle est immédiatement venue demander son entrée à l'hôpital.

Le 8 septembre. On constate l'existence d'une hémiplégie faciale complète, avec impossibilité complète de fermer l'œil droit ; en pinçant la peau, en piquant profondément, on ne détermine pas la moindre contraction réflexe. Pas de paralysie de la langue ni du voile du palais. Diagnostic : Paralysie rhumatismale de la face ou plutôt *paralysie faciale a frigore*. — Prescription. Frictions avec liniment ammoniacal camphré, trois fois par jour.

Le 9. L'électrisation des muscles de la face par la pile de Morin reste sans résultat.

Le 11. Les mouvements volontaires commencent à revenir, mais la face est toujours fortement déviée.— Même traitement.

Le 25. Exeat. Complètement guérie.

Complètement guérie n'est pas le mot juste ; en effet, en faisant fortement souffler la malade la bouche fermée, la joue droite se distend évidemment un peu plus que la gauche, la contractilité est revenue assez pour ne pas gêner les mouvements d'expression, mais les muscles n'ont pas encore repris leur énergie première. Aussi, conseille-t-on à la malade de continuer pendant quelques jours les frictions stimulantes.

A côté des paralysies *a frigore* des muscles innervés par le facial, nous placerons les paralysies *a frigore* des muscles de l'œil et du releveur de la paupière supérieure; ces paralysies sont loin d'être aussi fréquentes que celles du facial. Quoiqu'elles soient mentionnées à l'article *Etiologie*, par tous les auteurs, et en particulier par les ophthalmologistes, il est bien rare d'en trouver des exemples rigoureusement observés dans la littérature médicale ; nous avons cependant relaté sommairement plus haut le cas observé par Bowman, de paralysie brusque *a frigore* du nerf moteur oculaire commun, et l'on peut voir, par cet exemple, qu'ici encore le principe que nous avons cherché à établir, à savoir que ces paralysies, au lieu de frapper au hasard tel muscle ou groupe de muscles, attaquaient tous les muscles innervés par la même branche nerveuse, ne se trouve pas en défaut. La paralysie, en effet, était aussi complète que possible, puisqu'il y avait en même temps dilatation pupillaire et déviation de l'œil en dehors. Seule, la diplopie par paralysie du petit oblique n'est pas mentionnée par Bowman ; mais il faut se rappeler qu'il s'agit bien moins, dans la relation du fait, d'une observation détaillée de la paralysie de la troisième paire, au point de vue symptomatique, que d'un cas envisagé purement et simplement au point de vue étiologique, et dans lequel, par conséquent, l'auteur a pu se contenter d'esquisser à grands traits l'affection produite par le froid.

De l'aveu de tous les ophthalmologistes, les paralysies rhumatismales du droit externe et du grand oblique sont beaucoup plus rares que celles de la troisième paire ; ils leur assignent, du reste, les mêmes caractères, guidés très-probablement, sinon uniquement, au moins bien plus par la théorie que par l'observation personnelle. Nous trouvons cependant dans le *Bulletin de thérapeutique* de 1855 une observation de paralysie *a frigore* de la sixième paire.

N'ayant pas pu, au dernier moment, nous procurer le numéro du Bulletin de thérapeutique qui contient cette observation, parce qu'il était absent de la bibliothèque de l'école, nous sommes obligé de transcrire ici, au lieu de l'observation complète de M. Martin, la note assez détaillée que nous avions prise lorsque nous recueillions les matériaux nécessaires pour ce travail.

OBSERVATION II.

Paralysie *a frigore* de la sixième paire.

Le Dr Émile Martin, oculiste du dispensaire du Bureau de bienfaisance, rapporte une observation d'une paralysie de la *sixième* paire. La malade, âgée de 35 ans, *n'a jamais eu aucune affection de nature rhumatismale*, et cependant le Dr Martin n'hésite pas à la désigner sous ce nom de paralysie rhumatismale, parce que la malade attribue son affection à un courant d'air froid, et il admet, dit-il, aisément cette influence, d'autant mieux qu'on a souvent l'occasion d'observer des cas analogues.

Nous regrettons que le temps ne nous ait pas permis de faire les recherches nécessaires pour pouvoir transcrire l'observation complète. Mais on peut juger, par la note ci-dessus, et qui reproduit à peu près textuellement les paroles de M. Martin, qu'il s'agit bien là d'une paralysie musculaire *a frigore* type.

Quels sont les caractères auxquels on pourra reconnaître une paralysie *a frigore* des muscles de l'œil ?

Comme les hémiplégies faciales de même cause, elles se produisent brusquement, soit immédiatement, soit peu de temps après l'influence du froid ou d'un courant d'air; elles sont d'emblée ou complètes ou à peu près complètes; elles surviennent sans douleurs et guérissent en peu de temps par l'usage des stimulants locaux.

Étant donnés ces caractères, le diagnostic de la nature de l'affection paraît des plus faciles, surtout en vertu des commémoratifs; mais l'influence du froid peut avoir passé inaperçue par le malade, soit distraction, soit que les perceptions aient été abolies par le sommeil. On conçoit qu'en pareil cas, la paralysie *a frigore* peut être confondue avec toutes les paralysies à début brusque des muscles de l'œil. Nous ne reviendrons pas ici sur ce que nous avons déjà dit des paralysies par hémorrhagie ou par ramollissement encéphalique; aussi bien, nous n'aurions qu'à répéter ce qui a été dit à propos de l'hémiplégie faciale; nous aimons mieux appeler immédiatement et exclusivement l'attention sur deux espèces de paralysie qui ont pour les muscles de l'œil une prédilection marquée; nous voulons parler des paralysies syphilitiques et des paralysies symptomatiques de la sclérose des centres nerveux.

On observe dans la syphilis deux espèces de paralysies des muscles de l'œil, les unes progressives, nettement attribuables à la compression des nerfs par des tumeurs syphilitiques; nous n'avons pas à nous en occuper ici; les autres, au contraire, plus rares, survenant brusquement, frappant de préférence soit le moteur oculaire externe, soit le moteur oculaire commun; cette brusquerie dans les débuts est due probablement à une congestion du nerf ou de son noyau d'origine, par suite du développement d'une production syphilitique dans le voisinage ; quoi qu'il en soit, elles apparaissent souvent isolées de tout autre symptôme nerveux, et peuvent, pour ce motif, être d'un diagnostic douteux ; les antécédents seuls et l'usage des mercuriaux et de l'iodure de potassium, ou de l'iodure de potassium seul viendront éclairer le diagnostic.

La sclérose des centres nerveux produit également deux espèces de paralysies bien distinctes des muscles de l'œil ; les unes, brusques dans leur apparition, disparaissent en peu de temps, sous l'influence d'un traitement plus ou moins approprié, ou même en l'absence de tout traitement, mais reviennent avec la plus grande facilité tantôt sur les mêmes muscles, tantôt sur les muscles différents, appartiennent à la première période de l'affection. Ce sont les seules qui, par leur marche, pourraient être confondues avec les paralysies *a frigore* ; mais, outre qu'elles sont ordinairement fort incomplètes, la facilité avec laquelle elles apparaissent et disparaissent doit toujours les rendre suspectes et attirer l'attention du côté des centres nerveux ; il est bien rare qu'alors un examen éclairé et consciencieux ne fasse surprendre d'autres symptômes dus à la sclérose plus ou moins avancée soit du cordon postérieur de la moelle (ataxie locomotrice progressive), soit d'une sclérose en plaques disséminées ou diffuses ; les paralysies passagères sont généralement attribuées à des congestions également passagères qui surviennent dans les points du système nerveux qui vont être frappés de sclérose ou dans leur voisinage. La seconde espèce de paralysies symptomatiques de la sclérose des centres nerveux est due à la sclérose soit des cordons nerveux eux-mêmes, soit de leur noyau d'origine ; celles-ci sont progressives, tout en ayant une marche saccadée, et ne retrouvent pas ou ne subissent que des améliorations insignifiantes. Elles appartiennent aux époques avancées de la maladie et ne sauraient être confondues avec les paralysies *a frigore*.

Mentionnons enfin les paralysies *réflexes* produites par les contusions du sourcil ou de la région frontale, et, d'une manière plus particulière, la chute de la paupière supérieure. Inutile de dire qu'on serait inexcusable, en pareil cas, de commettre une erreur de diagnostic.

Nous ne connaissons pas d'observation de paralysie *a frigore* des muscles du cou, quoique cependant cette région soit assez souvent à découvert et exposée tout autant que l'épaule à l'action du froid, et surtout aux courants d'air. Il est même à remarquer que les auteurs sont plus que réservés sur ce qu'on pourrait appeler le torticolis paralytique *a frigore*. Autant ils insistent sur la fréquence du torticolis rhumatismal par contracture, autant ils sont muets sur la paralysie rhumatismale des muscles du cou. Nous ne pouvons qu'imiter leur silence.

Nous en dirons autant à propos des muscles du thorax et de l'abdomen, en exceptant toutefois la paralysie du muscle grand dentelé, qui, d'après Duchenne de Boulogne) et Grisolle, a été parfois frappé de paralysie, sous l'influence du froid et de l'humidité. Il conserve alors sa contractilité électrique, et recouvre sa contractilité normale en peu de temps, sous l'influence de l'électricité.

La paralysie des sphincters de l'anus et de la vessie

avait déjà été observée par Galien, comme nous l'avons dit au début de ce travail. Nous n'avons pas trouvé d'observation détaillée de paralysie *a frigore* du sphincter vésical, mais nous trouvons dans la *Gazette médicale de Strasbourg*, de 1845, une observation intéressante et très-nette de paralysie *a frigore* du sphincter anal ; nous la reproduisons.

OBSERVATION III.

Paralysie *a frigore* du sphincter anal. — Traitement local. — Guérison au bout de huit jours (Professeur Schutzenberger).

Louise Bauvaine, âgée de 21 ans, bien constituée et toujours bien portante, entrée à la Clinique le 9 novembre pour une fièvre typhoïde de moyenne intensité. Le 7 décembre la convalescence était franchement établie ; la malade se rendit au commun pour satisfaire le besoin de la défécation. Un courant d'air froid vint frapper les parties ; malgré ses efforts, la malade ne peut pas évacuer les matières. Dans la nuit, la malade éprouve quelques coliques, puis une selle involontaire et molle. Il n'y a pas de diarrhée. A l'examen, on constate que le sphincter interne de l'anus est entr'ouvert et paralysé, n'offrant pas la moindre résistance au doigt. Sensibilité nulle au contact, mais douleur spontanée interne revenant sous forme d'épreintes après l'exploration. Aucun autre phénomène morbide ne fut remarqué. (Sangsues à l'anus, vésicatoire au sacrum ; opium.) Au bout de huit jours de traitement la convalescence reprend sa marche normale. Tous ces phénomènes, survenus brusquement sous l'influence du froid, indiquent, en l'absence de tout signe d'inflammation, une affection purement nerveuse analogue aux *paralysies faciales* et à ces *névralgies* qui surviennent sous l'influence des mêmes causes.

Paralysies a frigore *des muscles des membres.*

Si l'on en excepte les paralysies faciales, disent MM. Legros et Onimus, les paralysies *a frigore* frappent exclusivement les nerfs extenseurs, circonflexe, radial et tibial antérieur. La vérité de cette loi générale ne doit s'appliquer qu'à l'histoire des paralysies *a frigore* des muscles des membres. Nous avons vu, en effet, qu'outre le facial, la paralysie *a frigore* pouvait frapper les muscles de l'œil et les sphicters anal et vésical ; mais, cette restriction faite, le principe posé par MM. Legros et Onimus est de la plus grande exactitude.

La paralysie *a frigore* du deltoïde est, après la paralysie faciale, de même nature, la plus fréquente, sans contredit. Le deltoïde étant animé par un nerf particulier, le circonflexe on conçoit que ce muscle puisse être frappé de paralysie isolément ; c'est, en effet, ce que l'on observe dans bon nombre de cas. De plus, comme le même nerf qui distribue au muscle la motilité, donne la sensibilité au moignon de l'épaule, on comprend que dans cette région, la paralysie attaque à la fois la sensibilité et la motilité. Il est à regretter que les observations qui concernent cette paralysie n'aient pas été en général prises avec plus de rigueur. Les seules dénominations sous lesquelles sont inscrites les observations (paralysie de l'épaule, des muscles de l'épaule et du bras, etc.), prouvent assez le peu de précision qu'on a apporté à l'examen du malade ; il suffit de lire les premières lignes de l'observation pour se convaincre qu'en effet, l'observateur s'est trop complu dans le vague, et cependant il ne serait pas inutile de savoir à quels signes on a reconnu que les muscles sus-épineux et le petit rond, que le triceps brachial et biceps, le brachial antérieur et le coraco brachial étaient paralysés. On pourrait ainsi juger, jusqu'à un certain point si la paralysie était réelle ou s'il ne s'agissait que d'une simple faiblesse dans les mouvements, dues à ce que, par suite de la paralysie, le deltoïde ne maintient plus exactement la tête humorale contre la cavité glénoïde de manière que pas une contraction des muscles qui agissent sur cette articulation ne puisse rester perdue. De ce que la flexion est sans force dans la paralysie des extenseurs de l'avant-bras, on ne conclut pas, au moins en général, à la paralysie des fléchisseurs, et l'on sait pourquoi. Il serait bon d'en faire autant pour l'épaule. Sous les bénéfices de ces remarques nous citerons l'observation V.

OBSERVATION IV,

Paralysie *a frigore* du deltoïde. — Liniment ammoniacal camphré. — Guérison.

Homme de 48 ans non rhumatisant, menuisier, s'est trouvé exposé à un courant d'air en travaillant, la partie latérale droite du corps regardant vers la porte de l'atelier; il se couche sans douleur et est fort étonné, le lendemain, de voir qu'il ne peut pas mouvoir le bras; il vient alors à la consultation de l'hôpital de la Pitié (service de M. le professeur Verneuil), où on constate l'état suivant :

8 mai. Le bras droit retombe le long du corps; impossible d'écarter le coude du tronc; il est également difficile au malade de porter le coude, soit en avant, soit en arrière, au delà de certaines limites; cependant, en saisissant entre le pouce d'un côté, et l'index et le médius d'un autre côté, soit la paroi antérieure, soit la paroi postérieure de l'aisselle, pendant qu'on recommande au malade de faire ces mouvements, on sent d'une manière très-manifeste que le grand pectoral, ainsi que le grand dorsal et le grand rond, se contractent énergiquement; les muscles ne sont donc paralysés qu'en apparence. Si les mouvements ne s'exécutent pas bien, cela tient à ce que la tête n'est plus fixée contre la cavité glénoïde de l'omoplate,

par suite de la paralysie du deltoïde. — Traitement. Liniment ammoniacal camphré ; douches de vapeur.

Le 15. Les mouvements commencent à peine à revenir ; mais en posant la main à plat sur le moignon de l'épaule, on sent que le deltoïde se contracte. — Même traitement.

Le 22. Amélioration considérable. (Même traitement.) Le malade, qui devait revenir le 29 si cela n'allait pas bien, n'est pas revenu.

OBSERVATION V.

Paralysie atrophique rhumatismale guérie par l'électricité, par le Dr Guinier, agrégé de la faculté de médecine de Montpellier. (*Bulletin de thérapeutique*, 1866.) — Paralysie des muscles de l'épaule droite. — Atrophie considérable et insensibilité du tégument de la totalité du bras. — Emploi de l'électricité faradique (appareil du Dr Duchenne, de Boulogne). — Amélioration suffisante pour permettre au malade de reprendre ses travaux manuels.

X., 31 ans, menuisier, complexion musculaire moyenne, teint habituellement pâle, facies amaigri, tempérament lymphatique nerveux, constitution bonne, malade *depuis deux ans et demi*.

Antécédents héréditaires. Son père a été sujet à des attaques épileptiques. La mère d'une bonne santé.

Antécédents du malade. Dans son jeune âge il avait de l'impétigo sur le cuir chevelu et une otite.

Vers le mois de janvier 1851, à la suite d'un refroidissement, il éprouva un sentiment de faiblesse dans le membre thoracique droit ; cette faiblesse va en augmentant, et s'accompagne d'une insensibilité de plus en plus absolue, d'une gêne et d'une impossibilité complète de mouvement de l'avant-bras sur le bras et surtout du bras sur l'épaule. Cet état s'aggrave, le malade se trouve perclus de son bras droit et ne peut lui imprimer aucun mouvement volontaire. — Friction opodeldoch.

Entré le 9 février 1853 à l'Hôtel-Dieu Saint-Eloi, de Montpellier, il y subit le traitement suivant :

1° Frictions sur le membre malade avec un liniment ammoniacal.

2⁰ Application d'un large vésicatoire sur le moignon de l'épaule droite.

3⁰ Deux ou trois séances, à vingt-quatre heures d'intervalle, de deux ou trois minutes de durée, de l'application d'un courant électrique (machine de Wollaston) sur la région latérale droite du cou et sur la région sus-scapulaire droite.

État actuel, 3 juin 1853. Amaigrissement et flaccidité de la totalité du membre, atrophie notable des muscles du bras et muscles sus et sous-épineux, atrophie considérable du muscle deltoïde. Les mouvements d'élévation du bras sur l'épaule sont impossibles ; inertie absolue du membre thoracique droit ; le malade ne peut s'habiller ni se déshabiller sans le secours d'un aide ; les mouvements de l'avant-bras sur le bras sont conservés mais n'exercent qu'avec une grande difficulté. Les fléchisseurs et les extenseurs sont à peu près intacts. L'action des muscles grand et petit pectoral, grand dorsal et extrinsèque de l'épaule (moteur de l'épaule) est intacte. La sensibilité est nulle sur tout le moignon de l'épaule et jusqu'à trois travers de doigt au-dessous de l'insertion humérale du deltoïde, un peu obtuse au pli du coude, intacte à l'avant-bras. L'état général du malade est bon ; toutes les fonctions s'exercent normalement.

Le 3. Sur le moignon de l'épaule et la surface cutanée qui recouvre le muscle deltoïde droit, j'applique le courant du premier ordre (plus spécial à la sensibilité) de l'appareil électro-faradique à double courant du Dʳ Duchenne (de Boulogne) ; les fils conducteurs sont munis, à leur extrémité, de pinceaux métalliques, que je promène lentement et sans interruption de contact sur la région indiquée. Par ce moyen, je donne lieu, dans les muscles sous-jacents, à des contractions fibrillaires très-appréciables à la vue et au toucher, mais dont le malade a une vague sensation.

A la trente-septième séance, le deltoïde paralysé a pris un degré de consistance ; le membre exécute mieux le mouvement, la sensibilité persiste et devient normale dans toutes les parties où elle est revenue.

Le 1ᵉʳ août, la sensibilité est devenue telle qu'il supporte à peine quatre degrés du gradus.

Dans les autres séances, l'amélioration reste stationnaire ; le traitement est définitivement suspendu.

La guérison s'est maintenue pendant plusieurs années, et, depuis 1860, nous n'avons plus eu de nouvelles du malade.

La fréquence des paralysies *a frigore* du nerf radial et surtout de la branche profonde a été longtemps fort exagérée. A. M. Panas revient l'honneur d'avoir démontré, dans un mémoire récent lu à la Société de chirurgie, que bon nombre de ces prétendues paralysies dites rhumatismales n'étaient autre chose que les paralysies par compression. Le passage de ce nerf dans la gouttière de torsion de l'humérus au bras, sur la face externe du col du radius à l'avant-bras, explique suffisamment comment il peut se trouver comprimé, soit par les échasses après les fractures du membre inférieur, soit par de mauvaises positions prises dans le sommeil, de manière que le bras, au niveau du passage du nerf, repose sur un corps dur tel que l'angle du bois de lit, etc. Mais, cette restriction faite, il n'en reste pas moins vrai que la paralysie *a frigore*, des muscles innervés par la branche profonde du radial est encore une des plus fréquentes et, disons-le, des plus connues, grâce surtout aux travaux de M. Duchenne (de Boulogne).

Cette paralysie se déclare brusquement, sans prodromes. Les individus se couchent bien portants, ils se réveillent paralysés. Ont-ils reçu l'impression du froid pendant la veille, ils éprouvent aussitôt de l'engourdissement dans les muscles de l'avant-bras, et après quelques heures, les mouvements sont impossibles. Ce tableau du mode de début de la paralysie *a frigore*, tracé par Grisolle, nous paraît par ce dernier trait — engourdissement précédent la paralysie — se rapporter bien plus à la paralysie par compression qu'à la paralysie *a frigore*. Ce qui frappe, en effet, dans tous les les cas bien nets de paralysie *a frigore*, c'est l'absence de tout symptôme du côté de la sensibilité qui précède la paralysie. Celle-ci survient d'emblée, sans aucun signe avant-coureur, et le hasard seul vient en démontrer l'existence, comme dans l'observation suivante :

OBSERVATION VI.

Paralysie *a frigore* des extenseurs de l'avant-bras à droite. — Électrisation faradique. — Liniment ammoniacal camphré. — Guérison.

B. Madeleine, âgée de 28 ans, blanchisseuse, entrée le 4 mars 1872 salle Saint-Joseph, à l'hôpital de la Charité.

N'a jamais eu d'affections rhumatismales, à moins qu'on ne considère comme telles des douleurs névralgiformes qu'elle a éprouvées à diverses reprises. — Chloro anémique. Assez bien réglée.

Depuis cinq jours elle ne peut plus serrer avec la main droite, ni redresser le poignet autrement qu'en portant la main dans la supination. Elle ne sait à quoi attribuer cet accident, qui est survenu sans douleur ; la veille, elle avait travaillé comme les autres jours, le lendemain elle ne pouvait plus ; sur les conseils d'un pharmacien, elle a fait des frictions avec de l'eau-de-vie camphrée ; il lui semble que depuis lors sa main est moins morte, mais elle ne peut toujours pas s'en servir. Elle n'a pas reçu de coup sur le bras ; rien, dans les commémoratifs, ne permet de croire à une compression du radial. Les muscles des régions postérieure et externe de l'avant, le grand supinateur y compris, sont paralysés ; la main est rejetée vers le rebord cubital, etc. La contractilité farado-électrique est conservée, mais sensiblement plus faible que celle du côté opposé. Sensibilité intacte. Diagnostic : Paralysie *a frigore*.— Électricité ; liniment ammoniacal camphré

Sous l'influence de ce traitement, les mouvements volontaires avaient reparu au bout de huit jours environ ; mais le traitement a dû être continué jusqu'au 6 avril, époque à laquelle le membre avait sensiblement repris ses forces.

Fidèle au plan que nous nous sommes tracé, nous n'entreprendrons pas i i de faire la description complète du radial ; nous nous bornerons à énoncer les principaux caractères qui peuvent être mis à profit pour arriver au diagnostic de la nature, ou, pour être plus exact, de la cause de la maladie. La paralysie est d'emblée complète ou elle a atteint son maximum d'intensité ; à partir de son début, ou elle diminue ou elle reste stationnaire, elle n'augmente pas ; elle frappe tous les muscles innervés par le radial, y compris les supinateurs ; la contractilité électrique est conservée, la mobilité réflexe nulle.

Elle ne peut être confondue qu'avec deux espèces de paralysies des extenseurs de l'avant-bras : 1º la paralysie saturnine ; 2º la paralysie par compression ou par contusion du nerf radial dans la gouttière de torsion de l'humérus.

Or, la paralysie saturnine n'a pas la même brusquerie dans le début ; elle est ordinairement bilatérale ; la contractilité électrique est abolie ou diminuée ; les muscles supinateurs sont respectés ; enfin, les commémoratifs achèveraient de lever tous les doutes, s'il pouvait encore en rester. Le diagnostic est plus difficile lorsqu'il s'agit des paralysies par compression ou par contusion. C'est surtout dans ces cas, croyons-nous, qu'on observe dans les muscles qui vont être paralysés les fourmillements dont parle M. Grisolle. C'est au moins ce qui est arrivé dans l'observation suivante, que nous devons à l'obligeance de M. Foix, interne des hôpitaux. M. Foix nous a dit, en outre, avoir deux fois au moins observé le même phénomène dans des observations de paralysie par compression, recueillies par lui dans le service de M. Duplay, à l'hôpital Beaujon.

OBSERVATION VII.

Paralysie des deux radiaux par compression. — Liniment ammoniacal camphré. — Guérison en six jours. (Service de M. Duplay,
à l'hôpital Beaujon.)

G..., propriétaire, a été amputé de la jambe droite pour une
fracture comminutive avec délabrement considérable des parties molles, à la suite d'une chute de voiture, en juin 1871.

L'opération a bien réussi, et dès le mois d'août, la cicatri-
sation était complète, et le malade se mettait à marcher en
s'appuyant sur des échasses.

En octobre, appareil prothétique avec lequel il commence à
sortir. Il alla, à cette époque, se promener en voiture aux en-
virons de Paris et voulut ensuite marcher : encore inhabile à
faire bon usage de son appareil prothétique, il aima mieux se
servir de ses échasses, et marcha ainsi longtemps avec grand
plaisir. Le soir, il éprouva des engourdissements, des fourmillements dans les deux avant-bras et dans les mains, surtout
du côté droit.

Le lendemain, il était fort maladroit de ses mains et n'avait
plus la force de couper son pain. Du reste, il se portait parfaitement bien. A l'examen, il fut facile de reconnaître une paralysie incomplète des extenseurs de l'avant-bras, avec paralysie
apparente des fléchisseurs. Pendant quatre jours, les échasses
furent complètement laissées de côté ; on fit des frictions avec
le liniment ammoniacal camphré. Dès le sixième jour, tout
avait disparu.

D'après lui, et d'après des observations dont il a bien
voulu me laisser prendre connaissance, mais qu'il n'a
pu m'autoriser à publier, M. Duplay se les étant ré-
servées pour un travail qu'il préparait sur ce sujet, ces
paralysies ne seraient pas non plus aussi brusques
dans leur apparition qu'on serait tenté de le croire
d'après la lecture des auteurs. Dans l'une d'elles, entre
autres, il est noté que, l'avant-veille de sa paralysie,
le malade était plus gauche pour couper son pain ; que,

la veille, il ne pouvait tenir la poignée de sa béquille qu'en la tenant la pointe en haut, et en mettant ainsi artificiellement la main dans l'extension, de manière à rendre à la contraction des fléchisseurs toute leur somme de travail utile. Le lendemain, seulement, la paralysie était complète. Du reste, dans ces paralysies, comme dans celles *a frigore*, la contractilité électrique est conservée, les supinateurs ne sont pas respectés. Il faut en excepter les paralysies par contusion au niveau du col du radius ; dans ce cas, le long supinateur et les radiaux sont nécessairement épargnés, puisque les filets nerveux qui les animent ont leur origine en amont du siége de la contusion.

Dans les membres inférieurs, la seule paralysie connue est celle du tibial antérieur. On observe alors tous les symptômes du piedbot équin paralytique. La paralysie des muscles jambier antérieur, extenseur commun des orteils, extenseur propre du gros orteil, péronier antérieur et pédieux rendent impossible la flexion du pied sur la jambe et l'extension des orteils sur le métatarse ; dans la marche, la pointe du pied tend à chaque instant à butter contre le sol ; cet inconvénient s'aggrave naturellement lorsqu'il s'agit de monter des escaliers ou marcher à rebours.

Observation VIII.

Paralysie du tibia antérieur *a frigore*. — Électrisation, douches de
vapeur, bains sulfureux. — Guérison en trois semaines.

Homme de 35 ans, cocher, entré le 7 juillet dans le service de M. Moutard-Martin, salle Saint-François, lit n° 17.

Ce malade n'a jamais été rhumatisant ; l'avant-veille, à l'entrée de la nuit, il a lavé les roues de sa voiture, les pantalons retroussés jusqu'aux genox, l'une des jambes sur le sol, l'autre appuyant par le pied sur les rayons de la roue et recevant ainsi l'eau qui s'écoulait de l'éponge. Le soir, il s'est couché de bonne heure très-bien portant; après son lever, il s'est aperçu que son pied droit trébuchait de la pointe, même en marchant sur le sol; en montant les escaliers, il trébuchait encore bien plus, si bien qu'il était obligé de faire beaucoup plus d'efforts à droite qu'à gauche; mais, comme il n'y avait pas de douleur et que la profession n'exigeait pas beaucoup de marches ni d'ascensions, le malade ne s'en préoccupa pas autrement. Ce matin, l'état est le même; il entre à l'hôpital.

8 juillet. Tous les muscles de la partie antérieure de la jambe sont paralysés. Le malade reposant sur le pied gauche, le pied droit se met dans l'extension sur la jambe, et il est impossible au malade de le fléchir; on a devant soi un *équin paralytique;* le pied revient à l'angle droit et même se fléchit dans la station et même dans la marche, sous l'influence du poids du corps. Les orteils, pris en entier, sont fléchis sur le métacarpe; l'extension est impossible. Les dernières phalanges sont dans l'extension sur la première et jouissent de tous leurs mouvements. Tous les autres muscles de la jambe sont indemnes ainsi que la sensibilité. La contractilité électrique est conservée mais diminuée. — Electrisation, douches de vapeur tous les deux jours; 2 bains sulfureux par semaine.

Le 14. Quelques mouvements sont revenus, mais faibles. — Même traitement.

Le 21. Amélioration marquée. La flexion du pied sur la jambe est complète, mais plus faible que du côté opposé.

Le 28. Les mouvements sont complètement revenus. — Exeat.

Ainsi, ici encore, début brusque après exposition manifeste à l'influence du froid et de l'humidité, paralysie complète de tous les muscles innervés par une même branche nerveuse, contractilité électrique conservée, tels sont les principaux traits de l'affection.

La paralysie *a frigore* du tibial antérieur ne pourrait être confondue qu'avec la paralysie par compression ou par contusion de ce nerf à son passage sur la face externe de l'extrémité supérieure du péroné; mais, en pareil cas, le nerf musculo-cutané se trouverait également atteint et on aurait en même temps une paralysie des péroniers latéraux.

Nous ne dirons rien de la paralysie saturnine des extenseurs du pied sur la jambe. Aussi bien, nous ne pourrions que répéter ce que nous avons dit à propos de la paralysie des extenseurs de l'avant-bras.

§ 2. — SYMPTÔMES ET DIAGNOSTIC DES PARALYSIES MUS-CULAIRES *a frigore* EN GÉNÉRAL.

Après avoir ainsi passé en revue les variétés les plus fréquentes et les mieux connues des paralysies musculaires *a frigore*, il nous reste à jeter sur cette affection du système locomoteur un coup d'œil d'ensemble ; nous n'avons à nous préoccuper dans ce paragraphe que des symptômes, de la marche et du diagnostic.

Le debut de la paralysie est toujours *brusque*. Qu'elle vienne après l'exposition à un courant d'air, après un *coup de froid*, après l'exposition au froid humide, elle frappe les muscles de la région exposée, soit immédiatement, soit peu de temps après qu'elle a été soustraite à l'action de la cause paralysante. Elle n'est précédée ni de douleurs ni de fourmillements ; les fourmillements sont, au contraire, un des symptômes de la paralysie par compression ou par contusion des troncs ou des rameaux nerveux. Cette absence de douleur fait que la paralysie reste inaperçue des malades jusqu'au moment où l'usage d'une fonction rend nécessaire la contraction des muscles paralysés. C'est ainsi que le malade observé par Trousseau ne s'aperçoit de son hémiplégie faciale *a frigore* que le matin à son déjeuner ; l'orbiculaire, devenu incapable de se contracter, ne ramenait plus entre les arcades dentaires les aliments qui étaient tombés dans le vestibule gingivo-buccal, où il les laissait s'accumuler ; de même, le malade de l'observation 7, paralysie du nerf tibial antérieur, ne s'aperçut de la paralysie que le matin lorsqu'il voulut marcher. Il est cependant quelques-unes de ces paralysies qui se trahissent d'emblée par des phénomènes spéciaux en rapport avec la fonction spéciale qu'ils remplissent, surtout par leur tonicité. C'est ainsi que la diplopie, la chute de la paupière supérieure, pour les paralysies musculaires de l'œil, l'incontinence d'urine et des matières fécales pour les sphincters de la vessie et de l'anus, découvrent rapidement l'existence de la paralysie.

Dès le début, la paralysie est complète ou elle a atteint son maximum d'intensité ; toute contraction volontaire est abolie ; il n'y a plus la moindre action réflexe ; ce n'est que par exception qu'on voit la paralysie, d'abord incomplète, augmenter progressivement. Il existe bien des paralysies qui naissent sous l'influence manifeste du froid et qui suivent cette marche, mais nous n'avons pas cru devoir les confondre avec les paralysies *a frigore* simples, les seules que nous ayons eu l'intention de décrire. Nous reviendrons du reste sur ce point, à propos du diagnostic et de la pathogénie. La contractilité électrique, presque toujours intacte, est toujours conservée. Il faut cependant faire une exception pour la paralysie *a frigore* du facial. On sait que dans cette variété, sans que rien puisse expliquer cette exception, la contractilité électrique est souvent abolie, mais pas toujours comme le prétendent certains auteurs ; nous avons, du reste, traité ce point spécial à propos de la paralysie du facial en particulier, et nous avons indiqué en temps et lieu la réserve qu'il convenait de faire, d'après M. Vulpian.

Telles étaient les données généralement admises sur l'état de la contractilité électrique dans les paralysies *a frigore*, lorsque M. Chéron communiqua à l'Académie des sciences le résultat de ses recherches sur *l'état de la contractilité musculaire jugé comparativement au moyen des courants continus et des courants d'induction dans un certain nombre des paralysies, et les conséquences qui en découlent*. Nous empruntons à la *Gazette hebdomadaire* (n° 23, 1870) les conclusions de ce travail :

« La contractilité musculaire, étudiée comparativement au moyen des courants continus et des courants d'induction dans des cas de paralysie du deltoïde essentielles ou consécutives à une fièvre éruptive, ou à un traumatisme, dans des cas des paralysies faciales dites rhumatismales et dans des cas de paralysie saturnine, donne les résultats que voici :

« 1° Dans les paralysies musculaires de la nature de celles que je viens de mentionner, les courants continus, à l'ouverture et à la fermeture, mettent en jeu la contractilité des organes paralysés, alors que les courants d'induction, quelle qu'en soit l'intensité, ne peuvent produire la moindre contraction.

« 2° Dans ces mêmes cas, lorsque la guérison s'effectue, le muscle qui a été frappé de paralysie se contracte sous l'influence de la volonté, et cependant les courants d'induction ne peuvent produire des contractions musculaires d'une façon appréciable, tandis que les courants continus, au contraire, les produisent à l'ouverture et à la fermeture d'une façon très-caractéristique. Par conséquent,

« 3° Les courants induits ne représentent point le meilleur mode de stimulation propre à mettre en jeu la contractilité des muscles paralysés, et il y a tout lieu de reformer cette proposition, qui a cours dans la science :

« L'irritabilité électro-musculaire n'est pas nécessaire à la motilité.

« 4° Il y a tout lieu aussi de distinguer, au point de vue de l'exploration électrique, deux sortes de contractilité électro-musculaire :

« 1° La contractilité farado-musculaire;

« 2° La contractilité galvano-musculaire.

« La première dénomination représentant la réaction des muscles sous l'influence des courants d'induction; la seconde, la réaction des muscles sous l'influence des courants continus;

« 5° Enfin, l'importance du rôle des courants d'induction dans certaines paralysies au point de vue du diagnostic, du pronostic et du traitement doit être considérablement réduite par la connaissance des faits que nous venons de signaler. »

Ces conclusions peuvent bien étonner, lorsqu'on connaît les conclusions contraires, tout aussi affirmatives, auxquelles sont arrivés d'autres observateurs et entre autres Duchenne (de Boulogne). Comme nous l'avons dit, en effet, les paralysies faciales exceptées, tout le monde pose en principe que, dans les paralysies rhumatismales, la contractilité électrique est, sinon intacte, du moins conservée. Quelle est la cause de ces divergences? C'est tout simplement, croyons-nous, une affaire de dates. Dans les paralysies rhumatismales, la contractilité est respectée au début, tant que le muscle n'est frappé ni d'atrophie, ni de dégénérescence ; elle disparaît, au contraire, dans les paralysies rhumatismales anciennes sous l'influence des troubles nutritifs, dont sont atteints les muscles paralysés. C'est, du reste, la conclusion à laquelle est arrivé Althœus, dans son mémoire *sur l'électricité comme moyen de diagnostic* (in *British's Retrospect,* vol. III, p. 53) ; nous en extrayons les deux conclusions suivantes :

« 2° Si l'excitabilité des muscles est entièrement abolie ou presque éteinte, il est probable qu'il s'agit d'une paralysie saturnine ou d'une paralysie traumatique. Il faut, toutefois, ne pas perdre de vue que certaines paralysies hystériques ou *rhumatismales* CHRONIQUES offrent le même caractère.

« 3° Si les muscles paralysés répondent rapidement au courant électrique, c'est une preuve qu'il n'existe pas d'intoxication saturnine, et que la communication entre les nerfs moteurs des muscles paralysés et le cordon spinal n'est pas interrompue. Si la paralysie est chronique, elle est due au cerveau ; si, au contraire, elle est de date récente, il y a lieu de croire qu'elle est de nature hystérique ou *rhumatismale,* ou que c'est une paralysie spontanée. »

Ainsi donc, la contractilité *farado-électrique* est conservée ou intacte dans la paralysie musculaire *a frigore* de date récente ; elle peut être abolie ou presque éteinte dans la paralysie *a frigore* ancienne. Ajoutons, avec M. Chéron, que la contractilité *galvano-électrique* est toujours plus énergique, et qu'elle existe lors même que la première est éteinte.

Il y a quelquefois paralysie de la sensibilité en

même temps que de la motricité, dans la même région, mais la réunion de l'anesthésie et de l'akinésie est une exception.

La marche de la paralysie musculaire *a frigore* est ordinairement rapide; au bout de dix, quinze, vingt jours, les mouvements volontaires commencent à reparaître; d'abord faibles, ils se fortifient ensuite d'une manière assez rapide, de façon que la guérison soit complète au bout de vingt à quarante jours.

Il ne faut cependant pas s'illusionner au point de porter un pronostic favorable, dès que l'on voit survenir à bref délai des contractions volontaires, surtout si elles se montrent trop énergiques; c'est dans des cas semblables, d'après M. Duchenne (de Boulogne), qu'on a surtout à redouter une des terminaisons défavorables de la paralysie, nous voulons parler de la contracture des muscles paralysés.

Une autre terminaison de la paralysie, c'est le passage à l'état chronique : une atrophie des muscles paralysés; certaines de ces paralysies, en effet, aboutissent, soit faute de soins, soit — mais cependant plus rarement — malgré tous les traitements, à une atrophie progressive. Cette atrophie atteint non-seulement le muscle ou les muscles primitivement paralysés, mais encore les muscles situés au-dessous, quoique à un degré moindre. Il est vrai que ce dernier mode de terminaison s'observe de préférence dans les paralysies qui surviennent lentement après l'influence continue ou répétée du froid, que dans les paralysies musculaires *a frigore* à début brusque dans les paralysies par *coup de froid*, suivant l'expression de Trousseau.

Nous serons bref sur le diagnostic des paralysies

a frigore en général ; les détails dans lesquels nous sommes entré à propos de chacune d'elles en particulier nous permettront de ne faire qu'une courte énumération de l'ensemble des symptômes qui caractérisent ces affections. Début brusque, après l'exposition au froid ou à un courant d'air ; paralysie complète ou atteignant d'emblée son maximum d'intensité ; abolition des contractions volontaires et des mouvements réflexes ; conservation et souvent intégrité de la contractilité électrique, tels sont, en résumé, les symptômes qui, par leur groupement, permettent de distinguer toujours les paralysies *a frigore* des autres paralysies. Nous n'avons donc pas à y revenir. D'un autre côté, nous aurons à traiter, dans le paragraphe suivant, consacré à la pathogénésie et à la nature de l'affection, les caractères qui distinguent les paralysies simples *a frigore* des paralysies rhumatismales proprement dites.

§ III. — Etiologie, pathogénie et nature de la maladie.

La cause des paralysies dont nous avons entrepris de faire l'étude est essentiellement et toujours le froid, mais le froid agissant dans des conditions et d'une manière données. Pour qu'il y ait paralysie *a frigore*, il n'est nullement nécessaire que le froid soit intense ; loin de là. C'est presque toujours à la suite d'un courant d'air, d'*un coup de froid* que la maladie se déclare ; pour cela, la température de l'air, qui vient frapper une partie découverte, n'a pas besoin d'être bien basse. C'est bien souvent pendant l'été, en se mettant à la croisée pour respirer l'air frais, qu'un individu se trouve atteint de paralysie faciale. Pour résumer la chose d'un mot, ce n'est pas, en pareil cas, une question d'intensité, mais une question de qualité. Le plus souvent la région dont les muscles vont être affectés de paralysie est à découvert, comme le visage, l'épaule, l'avant-bras et la jambe ; elle est ainsi soumise, sans protection aucune, à l'action de l'air qui vient la frapper. L'air peut être humide en même temps que froid, mais l'état d'humidité n'est pas une condition nécessaire ; l'humidité n'empêche pas la paralysie, mais elle nous paraît sans influence pour la produire. Il n'en est pas de même si c'est le corps lui-même qui est, soit mouillé, soit baigné de sueur au moment où il est frappé par un courant d'air ; l'évaporation qui se fait en pareille circonstance produit une réfrigération rapide qui nous paraît la condition essentielle de la production de la paralysie *a frigore*. Comme nous l'avons dit maintes fois, ce n'est pas pendant l'action même du froid que se produit la paralysie, mais immédiatement ou peu de temps après que le corps a été soustrait à son influence.

Ainsi, réfrigération rapide sans qu'elle ait besoin d'être intense d'une partie à découvert, telle est la cause essentielle et unique des paralysies *a frigore* qui n'ont jamais eu de rhumatismale que le nom.

Est-ce à dire qu'il n'y ait pas des paralysies rhumatismales proprement dites ? Certainement non. Mais nous croyons pouvoir, sinon conclure, du moins supposer avec un certain degré de probabilité qu'en pareil cas la paralysie n'offre pas les mêmes caractères que celles que nous étudions. Il est à remarquer, en effet, qu'en lisant avec soin les observations, on trouve deux catégories bien distinctes de *paralysies rhumatismales*. Dans les unes le début est brusque, il n'y a pas de douleur; en pareil cas la diathèse rhuma-tismale est ou passée sous silence ou nettement exclue comme dans l'observation 7. Dans une seconde caté-gorie, la paralysie survient après l'action prolongée du froid ou de l'humidité, avec des douleurs musculaires ou névralgiques, elle marche progressivement et about-tit beaucoup plus souvent que l'autre à l'atrophie ou à la dégénérescence fibreuse des muscles. C'est en pareil cas surtout que l'on trouve en même temps que la paralysie, soit dans les antécédents, soit actuelle-ment, d'autres manifestations de la diathèse rhuma-tismale aiguë ou chronique, Mais hâtons-nous de le dire, nos recherches n'ont pas été assez nombreuses pour nous permettre de donner sur ce point une con-clusion rigoureuse. Notre attention a porté surtout sur les paralysies *brusques a frigore*, nous avons peut-être trop négligé les paralysies rhumatismales dites chroniques. Nous ne pouvons ici que poser la ques-tion, trop heureux si la lecture de ce travail inspirait à d'autres l'idée de chercher à la résoudre.

Mais ce que nous croyons pouvoir conclure, c'est que bon nombre, au moins, de paralysies brusques *a fri-gore* sont complètement indépendantes de la diathèse rhumatismale, à moins qu'on ne veuille faire du rhu-matisme le synonyme des maladies produites par le froid.

Il nous reste à examiner maintenant quel est le mode d'action du froid en pareille circonstance, en d'autres termes à étudier la pathogénie des paralysies rhumatismales *a frigore.* Eh bien! disons-le tout de suite, ce que l'on sait sur ce point se réduit à des théories ou à des hypothèses plus ou moins plausibles, que nous allons successivement passer en revue, en les soumettant à la critique.

Et d'abord, sur quoi agit le froid? Est-ce sur le muscle lui-même, sur les extrémités terminales des nerfs, sur les branches ou les troncs nerveux, ou enfin sur les centres nerveux, par l'intermédiaire des nerfs sensitifs, de manière à produire une paralysie réflexe?

Première hypothèse. C'est la fibre musculaire qui est directement paralysée. Pour M. Bouchut (1) le muscle est directement atteint. A côté des paralysies d'origine cérébrale et spinale, dit cet auteur, « il y a chez les enfants des paralysies myogéniques, d'origine rhumatismale, ayant pour siége primitif la fibre musculaire elle-même. »

A l'appui de cette affirmation, il apporte des arguments qui, malheureusement, s'appliquent, à l'exception d'un seul, à la paralysie atrophique infantile. Le seul qui s'applique à la paralysie rhumatismale, c'est la réussite d'un traitement exclusivement appliqué sur le muscle pour en maintenir la nutrition et rappeler le mouvement. Est-il besoin de faire remarquer que cet argument ne prouve rien au point de vue qui nous occupe? Comment M. Bouchut s'est-il assuré que le traitement local n'agit que sur la fibre musculaire, et non sur les nerfs sensitifs de la région, sur les filets moteurs qui animent le muscle? Il est vrai que dans sa conclusion l'auteur ajoute :

(1) Bulletin de thérap. Août 1872.

Si l'on guérit par l'électrisation certaines paralysies rhumatismales de la face et des membres supérieurs et inférieurs, venues subitement sous l'influence du froid , c'est que ces paralysies sont périphériques et dues à une lésion nerveuse locale ou à une affection musculaire primitive.

M. Bouchut n'est donc pas plus convaincu que nous par ses arguments, puisque arrivé à la fin de son mémoire, il ne localise plus la lésion dans la fibre musculaire elle-même, mais dans les nerfs de la région ou dans la fibre musculaire.

Une dernière objection pour en finir. Comment, si la paralysie est due à l'action du froid sur la fibre musculaire elle-même, comment, dis-je, la paralysie frappe-t-elle avec la plus grande régularité tous les muscles qui sont animés par les mêmes nerfs et respecte-t-elle les muscles placés à côté, tout aussi superficiels, mais animés par un nerf ou une branche nerveuse différente, ou la même branche nerveuse à partir d'un point donné ? Pourquoi, par exemple, le masséter à la face n'est-il pas paralysé au même titre que le buccinateur qui, dans une grande partie de son étendue, est situé plus profondément que lui ?

Deuxième hypothèse. — Le froid agit-il à la manière du curare, en paralysant les extrémités périphériques des nerfs (A. Bernard), ou en altérant les rapports de conjonction qui existent entre la partie terminale du nerf et la fibre musculaire? Tel est, autant que nous avons pu en juger, d'après une courte analyse publiée par l'*Abeille médicale*, le sens d'une communication faite par M. Vulpian à la Société de Biologie.

Pas plus que la précédente, cette hypothèse n'explique pourquoi, dans la même région, tel muscle est régulièrement atteint, pendant que tel autre, qui se trouve dans des conditions aussi défavorables, est continuellement respecté.

Troisième hypothèse. — C'est la branche nerveuse qui est directement atteinte.

Cette opinion a toujours eu beaucoup de partisans, principalement parmi ceux qui ont adopté comme un fait acquis, la nature rhumatismale de la maladie. Pour eux, la paralysie serait consécutive à une exsudation séreuse, à un œdème rapide du tronc nerveux ou de ses ramifications. On peut remarquer, à l'appui de cette opinion, que la plupart des nerfs qui sont affectés de paralysie *a frigore*, sont, en effet, absolument ou relativement superficiels dans une partie de leur étendue : le facial, à partir du moment où il se dégage de la parotide, pour croiser, à angle droit, la branche montante du maxillaire inférieur ; le tibial antérieur, au moment où il croise l'extrémité supérieure du péroné ; le radial, au moment où il croise l'extrémité supérieure du radius. On comprendrait qu'ils pussent être, en ces points-là, frappés d'une espèce d'endonévrite avec épanchement, mais il n'en est pas de même pour le deltoïde, pour les muscles de l'orbite, pour le nerf hémorrhoïdal, ni pour les nerfs du sphincter de la vessie. De plus, si la paralysie était due à cette cause, pour le tibial antérieur, par exemple, les péroniers devraient être frappés de paralysie, puisqu'ils sont animés par le musculo-cutané, qui ne se sépare du tibial qu'au niveau de la la tête du péroné. L'hypothèse d'un œdème aigu se produisant dans un

point donné, indiqué d'avance par la situation anato-
mique du nerf, ne saurait donc être adoptée.

Resterait à admettre une lésion nerveuse, qui, dé-
butant par les extrémités périphériques, s'étendrait à
tout le nerf, mais alors on vient encore se heurter à
cette objection. Pourquoi des extrémités périphériques appartenant à d'autres nerfs et situés dans
la même région ne sont-elles pas atteintes en même
temps?

Quatrième hypothèse. — La paralysie *a frigore* est
une paralysie réflexe. L'action du froid, l'exercice sur
les extrémités périphériques des nerfs sensitifs, d'où
transmission aux cellules sensitives de la moelle, et
réflexion sur les cellules et les fibres motrices : telle
est la théorie admise d'abord par Graves, et soutenue
plus tard par Brown-Séquard.

Cette opinion est peut-être celle qui est la plus probable ; le peu d'étendue de la région affectée par le
froid explique jusqu'à un certain point comment la
paralysie musculaire est également limitée. Elle a
encore pour elle l'analogie. En effet, on trouve dans
la science des cas dans lesquels des paraplégies se
sont brusquement produites sous l'influence du froid,
lorsque celui-ci, au lieu d'agir sur un point limité du
corps, avait aussi son action soit sur le corps entier,
soit sur les deux membres inférieurs. C'est ainsi que
Walford cite le fait suivant (1) :

OBSERVATION IX.

Un homme de 51 ans est exposé à l'humidité, puis il dort
pendant quelque temps en plein air dans ses habits mouillés.

(1) Associat. med. Journ., 1854.

Deux jours après il est paraplégique ; trois jours plus tard la paraplégie prend une marche ascendante, et le malade meurt douze jours après le début des accidents. A l'autopsie, foyers de ramollissement disséminés dans la moelle, quantité considérable de liquide spinal.

Dans un cas d'Oppolzer (1), la paraplégie était survenue après une chute dans l'eau glacée. Graves cite le cas d'un chasseur intrépide qui devint paraplégique après s'être exposé au froid et à l'humidité en chassant dans des marais. Il nous serait facile de citer des cas semblables, mais, nous dira-t-on, ce sont là des cas de myélite et de méningite spinale. Nous ne le nions pas ; et tout ce que nous voulons conclure, c'est que sous l'influence du froid, la moelle peut être atteinte par irritation centripète. Ne doit-on pas admettre que cette irritation peut ne pas aller jusqu'à l'inflammation ? C'est ce que l'on accepte pour les paralysies réflexes en général. L'hypothèse n'a donc rien d'absurde pour le froid. Mais, avouons-le, quelque plausible qu'elle soit, elle n'en reste pas moins une hypothèse, et rien ne nous autorise à la regarder comme une vérité démontrée.

En résumé, lorsqu'on veut envisager la pathogénie des paralysies musculaires *a frigore,* on ne trouve que des hypothèses. Aucune des théories n'est concluante.

§ 4. — PRONOSTIC ET TRAITEMENT.

Le pronostic des paralysies musculaires *a frigore* est ordinairement dépourvu de toute gravité, comme nous l'avons déjà dit à propos de la marche de la maladie ; la motilité ne tarde ordinairement pas à revenir, et à redevenir complète. Mais nous savons aussi qu'une paralysie de ce genre peut, quoique rarement,

(1) Spitals Zeitung.

aboutir à une contracture musculaire (Duchenne, de Boulogne), soit à l'atrophie des muscles paralysés, et passer ainsi à l'état chronique· Aussi, ne saurait-on dire, d'une manière absolue, que le pronostic est favorable.

Le traitement de l'affection varie suivant la période à laquelle elle est arrivée. La paralysie est-elle récente : elle guérit le plus souvent sans traitement ou avec les traitements les plus simples. On peut dire qu'en pareil cas, il serait bien plus impossible de l'empêcher de guérir que de la traiter avec succès. Nous ne conseillerons cependant pas au médecin de rester inactif en présence du mal ; nous croyons qu'un traitement bien dirigé peut, soit hâter la guérison de la maladie, soit, dans certains cas, l'empêcher de passer à l'état chronique.

Quelles sont pour cela les indications à remplir ? Elles ne sont pas nombreuses ; on peut même les réduire à une : la stimulation locale, et surtout la stimulation au moyen de l'électricité.

On n'attend pas de nous que nous passions en revue tous les stimulants locaux, depuis la simple friction sèche jusqu'à la pommade de strychnine, en passant par le baume opodeldoch, le liniment ammoniacal camphré. Nous croyons qu'on peut s'en tenir tout simplement aux frictions avec le liniment ammoniacal camphré, sauf à en combiner l'usage avec les douches de vapeur. Ces dernières, surtout, donnent des résultats excellents et rapides.

On doit, en même temps, employer l'électrisation, mais laquelle ? l'électrisation avec les courants interrompus ou l'électrisation avec les courants continus, l'électrisation faradique ou l'électrisation voltaïque ?

Nous n'ignorons pas que tout le monde est d'accord aujourd'hui pour donner la préférence à la dernière dans les paralysies dites rhumatismales. La question pourrait donc sembler oiseuse. Au point de vue théorique, nous n'en disconvenons pas ; mais, au point de vue pratique, il n'en est pas de même. Tout le monde peut se trouver en face d'une paralysie *a frigore* ; or, tout le monde n'a pas à sa disposition une pile à courants continus. Devra-t-on pour cela renoncer à l'usage de l'électricité ? Évidemment non ; |l'électrisation faradique, qui est aujourd'hui à la portée de tout le monde, peut encore rendre de grands services ; il faudra l'employer. De ce qu'on n'a pas entre les mains les armes les plus perfectionnées, on ne saurait conclure qu'il n'y a pas à se servir de celles que l'on a.

La paralysie est-elle ancienne ? elle s'accompagne alors de contracture et d'atrophie des muscles paralysés, et quelquefois, en outre, des muscles qui agissent sur les articulations les plus éloignées du tronc. L'indication à remplir est alors double ; il faut : 1° arrêter dans sa marche et faire rétrograder l'atrophie ou la contracture ; 2° ramener la contractilité des muscles paralysés.

Les excitants locaux, et surtout les douches de vapeur, rendront encore, dans ce cas, les plus grands services ; mais le moyen par excellence, celui auquel il faut surtout recourir, et le plus tôt possible, c'est l'électricité. L'électrisation faradique fait-elle contracter les muscles, on pourra se servir des piles à courants interrompus. Le succès sera plus lent, mais tout aussi certain. Au contraire, la contractilité farado-électrique est-elle abolie, on sait qu'en pareil cas, la contractilité volta-électrique n'en persiste pas moins : c'est donc à l'électrisation par les courants continus qu'il faudra recourir. Ces courants agissent à la fois sur la nutrition et combattent ainsi l'atrophie musculaire et la contracture, qui n'est qu'une atrophie masquée. Elles réveillent en même temps la contractilité de la fibre, qui, ainsi réveillée, obéit aux ordres de la volonté.

CONCLUSIONS.

1º Le plus grand nombre des paralysies dites rhumatismales sont de simples paralysies *a frigore*, complètement indépendantes de la diathèse rhumatismale.

2º Les paralysies peuvent être observées dans toutes les régions qui sont exposées à découvert, à une réfrigération rapide, face, muscles du moignon de l'épaule, de l'avant-bras, sphincters de la vessie et de l'anus, etc.

3º La paralysie frappe tous les muscles innervés par un même tronc ou une même branche nerveuse; elle n'est limitée à un muscle que lorsque ce muscle est innervé par un nerf spécial, deltoïde, moteur, oculaire externe, sphincter anal.

4º Dans les membres, la paralysie *a frigore* affecte toujours les nerfs qui animent les muscles extenseurs, branche profonde du radial, tibial intérieur.

5º Elle débute brusquement, immédiatement ou peu de temps après la cessation de l'action du froid; elle est générale en ce sens qu'elle atteint tous les muscles innervés par le même nerf, au moins à partir d'un certain point de son trajet; elle est complète ou atteint d'emblée son maximum d'intensité, elle n'est pas accompagnée de douleurs. Quelquefois, il y a en même temps anesthésie, les mouvements réflexes sont abolis, la contractilité galvano-électrique est toujours conservée même dans les paralysies anciennes où la contractilité farado-électrique est abolie ou presque éteinte. La marche est ordinairement rapide. Elle se termine : 1° par guérison ; 2° par contracture ; 3° par atrophie.

6° Une réfrigération rapide en est la cause essentielle, la pathogénie en est obscure, et, dans l'état actuel de nos connaissances, se réduit à de pures hypothèses.

7° Le traitement est essentiellement local, stimulation locale surtout par l'électricité et plus spécialement par les courants continus. Dans les cas anciens, les courants continus donnent des résultats plus favorables.

A. Parent, imprimeur de la Faculté de Médecine, rue Mr-le-Prince.

www.ingramcontent.com/pod-product-compliance
Ingram Content Group UK Ltd.
Pitfield, Milton Keynes, MK11 3LW, UK
UKHW021643090726
13657UKWH00004B/1721